PUBLICATIONS DU *PROGRÈS MÉDICAL*

---

SUR

# DEUX VARIÉTÉS TRÈS RARES
# D'ANGINE PHLEGMONEUSE
## CHEZ L'ENFANT

PAR

**Albert KATZ**
Interne des hôpitaux

PARIS

AUX BUREAUX DU
PROGRÈS MÉDICAL
14, rue des Carmes, 14.

Félix ALCAN
ÉDITEUR
108, boulevard Saint-Germain,

1900

SUR

DEUX VARIÉTÉS TRÈS RARES

# D'ANGINE PHLEGMONEUSE

## CHEZ L'ENFANT

Nous avons eu l'occasion d'observer deux variétés très rares d'angine phlegmoneuse chez l'enfant, que nous croyons intéressant de publier. Dans le premier cas il s'agissait d'un abcès du sommet de la luette chez un nourrisson, l'autre cas a trait à une péri-amygdalite phlegmoneuse linguale.

OBSERVATION I. — *Abcès du sommet de la luette chez un nourrisson.*

Le 5 janvier 1900, étant de garde à l'hôpital des Enfants-Malades, nous sommes mandés en hâte auprès d'un nourrisson, Marc. G..., âgé de cinq mois, qui aurait eu dans la journée quatre crises d'étouffement dont la dernière, la plus forte, au moment du transport de l'enfant à l'hôpital.

Voici, d'après les renseignements fournis par la mère, l'histoire de la maladie. L'enfant a été bien portant jusqu'à avant-hier soir. A ce moment, l'enfant a été pris brusquement de fièvre et il aurait eu des convulsions. A partir de cette crise de convulsions, l'enfant *ne se nourrit plus du tout*. Il se jette, dit la mère, avec avidité sur le sein, prend une gorgée puis lâche brusquement le sein et rejette, au milieu de cris atroces, le lait par la bouche et le nez. Cette scène pénible se répète chaque fois que la mère lui présente le sein, de sorte que, depuis plus de quarante heures, l'enfant n'a rien pris comme nourriture. L'enfant a eu hier une crise de convulsions et une autre cette nuit. Ce matin, à huit heures, l'enfant s'arrête brusquement au milieu de ses cris *et cesse de respirer;* le visage de l'enfant est cyanosé et son corps devient raide.

Au bout de quelques secondes la respiration revient,

l'enfant se remet à crier. A dix heures, deuxième crise de suffocation; à midi une troisième; la quatrième survient, comme nous le disions plus haut au moment du transport de l'enfant à l'hôpital.

De par le récit de la mère et de par l'impossibilité pour l'enfant de prendre le sein que la mère lui donne devant nous, nous pensons à un abcès rétropharyngien et nous sommes ainsi amené à examiner de suite la gorge de l'enfant.

Ce qui nous frappe d'abord en ouvrant la bouche de l'enfant c'est l'*immobilité* du voile du palais. Celui-ci est pendant vers a base de la langue et un peu œdématié ; la luette descend profondément derrière la base de la langue et nous n'en voyons pas le sommet. Mais en abaissant fortement la base de la angue, la luette apparait tout entière : elle est épaisse, infiltrée et d'un rouge vif, son sommet forme une tumeur jaune de la grosseur d'une *petite noisette*.

Dans les efforts de vomissements que fait l'enfant pendant l'examen, la luette se déplace tantôt en avant, tantôt en arrière en emportant avec elle cet abcès collecté du sommet.

Rien sur les amygdales; l'examen de la paroi postérieure et latérale du pharynx est absolument négatif; ni rougeur ni tuméfaction. Séance tenante nous ramenons la luette vers la voûte palatine et nous l'immobilisons dans cette position à l'aide d'un manche de cuiller; une incision au bistouri vide l'abcès du sommet de la luette de quelques grammes de pus; aussitôt après on pratique un grand lavage de la bouche.

Le lendemain matin, 6 *janvier*, l'enfant nous est ramené par la mère; il tette depuis cette nuit et n'a plus de fièvre; le voile du palais est encore un peu infiltré et paresseux. Nous revoyons l'enfant le 7 janvier complètement guéri.

En somme, il s'agit d'un phlegmon du sommet de la luette chez un nourrisson, qui s'était manifesté cliniquement par tous les signes d'un abcès rétropharyngien, dysphagie intense, dyspnée avec accès paroxystiques, etc., le tout cédant immédiatement après l'incision de l'abcès.

OBSERVATION II. — *Péri-amygdalite linguale phlegmoneuse.*

Thir... (1), 8 ans, entre le 29 mai 1899 à l'hôpital des Enfants-Malades, salle Blache, service de M. le Dr Descroizilles.

(1) Nous tenons à remercier notre maître, M. Descroizilles, qui a bien voulu nous permettre la publication de cette observation. (A. K.)

L'enfant a eu la rougeole, il y a un mois euviron ; on nous l'amène parce que, depuis, il dépérit beaucoup, manque d'appétit, tousse et a de la diarrhée.

A son entrée dans le service, Thir... est, en effet, très chétif ; il tousse continuellement; la température se maintient aux environs de 38° avec légère exaspération vespérale.

Deux gros furoncles sur le point de s'ouvrir de chaque côté de l'orifice anal.

Le genou droit est douloureux, enflé; le choc rotulien est très net; la mère nous dit que ce genou est enflé depuis une quinzaine de jours environ. Sur la face antérieure de la poitrine, une énorme et profonde plaie, due à un vésicatoire, qui a été maintenu pendant huit heures. Quelques râles sous-crépitants aux deux bases; pas de souffle; rien au cœur; les urines rares, foncées et très albumineuses (un gramme dans les 24 heures). Rien à la gorge.

En somme, état infectieux, grave post-rougéolique, avec phénomènes pulmonaires, cutanés, articulaires, avec fièvre et néphrite sévère à l'éclosion de laquelle le vésicatoire a certainement contribué pour une large part.

Après quinze jours de traitement à l'hôpital, l'état de l'enfant s'est beaucoup amélioré, la congestion pulmonaire a disparu; les furoncles fessiers sont guéris; la plaie due au vésicatoire est cicatrisée; l'hydartrose du genou persiste encore. L'enfant gagne visiblement de poids et mange avec appétit; la température ne dépasse pas 37°,4.

Le 20 juin, au matin, la température monte brusquement à 39°,5; l'enfant est abattu, se plaint de la tête et vomit deux fois dans la matinée; en même temps l'enfant se plaint de la gorge qui lui fait mal, ce qui l'empêche d'avaler même des liquides. A l'examen nous constatons que la voix est claire, la respiration facile; l'enfant ouvre facilement la bouche, et tire toute sa langue sans difficulté. Un peu de rougeur sur les deux amygdales est tout ce que nous constatons à l'examen de la gorge.

M. Descroizilles prescrit des lavages de la bouche à l'eau bouillie; 12 grammes d'huile de ricin et 0 gr. 25 de chlorhydrate de quinine en deux fois. Le soir à la contre-visite l'état local n'a pas changé mais la température se maintient à 39°,5. Le lendemain 21 juin l'exanthème pharyngé a disparu; seul le pilier amygdalien droit antérieur est d'un rouge foncé et le toucher de ce pilier est très douloureux. Le soir du 21, même état, la dysphagie persiste; la température est à 38°,5 et les signes physiques sont ceux de ce matin.

22 juin. L'enfant a passé une nuit agitée, la gorge lui avait

fait plus mal que d'abitude et de plus il aurait été à deux reprises gêné pour respirer.

Le matin à 10 heures, au cours de la visite, l'enfant est pris brusquement d'un très violent accès de suffocation ; l'enfant se met sur ses genoux, se cramponne à l'infirmière qui est auprès de lui et a la plus grande peine à respirer. L'inspiration est particulièrement difficile et longue ; il y a du tirage sus-sternal et abdominal.

Nous nous disposons à transporter hâtivement l'enfant au pavillon de la diphtérie pour le tuber immédiatement, quand la dyspnée cède et l'enfant se calme. Nous profitons de cette accalmie pour examiner de nouveau la gorge de l'enfant. Nous apercevons alors au niveau de la base de la langue *une tumeur du volume d'une noisette environ ;* derrière cette tumeur on voit en abaissant fortement la base de la langue l'épiglotte très œdématiée et dépassant en hauteur celle de la tumeur.

La tumeur préglottique est manifestement unilatérale et située très près du pilier amygdalien antérieur droit. Le sommet de la tumeur laisse voir un point jaune qui nous indique qu'il s'agit d'une collection purulente. Nous décidons l'ouverture de l'abcès séance tenante. Pendant qu'on prépare les instruments, ouvre-bouche, bistouri, eau boriquée, l'enfant est pris d'un deuxième accès de suffocation très menaçant et plus dramatique que celui de tout à l'heure. Aussi est-ce en plein accès que nous incisons l'abcès ; cinq à six grammes d'un pus jaune, bien lié, pas fétide, s'écoulent ; la tumeur s'affaisse sous nos yeux et la suffocation cède aussitôt. On fait un grand lavage de la bouche et on recouche l'enfant.

Le soir la température est à 37° ; l'enfant a dormi, a pu prendre une tasse de lait et n'a pas eu de dyspnée ; mais l'épiglotte est encore très œdématiée. Le lendemain 21 juin, l'enfant se porte très bien ; la gorge est encore un peu douloureuse mais l'épiglotte est complètement dégonflée ; la fièvre a disparu et l'état de l'enfant est celui qu'il était avant l'éclosion de cette angine.

En somme il s'agit d'un enfant qui, au cours de la convalescence d'une rougeole, fait un abcès collecté dans l'espace glosso-épiglottique ; cet abcès détermine un œdème laryngé de voisinage avec accès de suffocation menaçants nécessitant une intervention immédiate qui fait cesser les accidents.

Cette localisation d'une angine phlegmoneuse est extrêmement rare ; nous avons vainement cherché dans la littérature médicale *infantile* un cas de ce genre. Chez l'adulte, au contraire, cette angine a été très bien décrite par Ruault (1) qui a observé six cas. Luc et Cartaz ont observé chacun un cas. Comme on le voit, la péri-amygdalite phlegmoneuse linguale est une variété rare d'angine frappant surtout l'adulte, mais pouvant aussi, ainsi que le prouve notre cas, s'observer chez l'enfant.

Un point qui mérite surtout d'attirer l'attention, c'est l'œdème laryngé avec accès de suffocation auquel peut donner naissance la péri-amygdalite linguale phlegmoneuse. Cartaz cite un cas de dyspnée provoquée par le *refoulement* en bas et en arrière de l'épiglotte par l'abcès ; l'œdème faisait presque défaut dans ce cas ; d'ailleurs la dyspnée était très légère. Dans notre cas, au contraire, la dyspnée fut des plus violentes et il est certain que sans l'intervention hâtive, l'enfant eût certainement succombé dans un accès de suffocation.

Quel est exactement le siège de ce phlegmon de la base de la langue ? Deux mots sur l'anatomie de cette région préciseront la question. La muqueuse du vestibule laryngé, après avoir tapissé la face postérieure de l'épiglotte, contourne ce fibro-cartilage, revêt sa face antérieure, et s'étale ensuite sur la base de la langue avec la muqueuse de laquelle elle se continue. Au-dessous de la muqueuse, des lamelles élastiques rattachent l'épiglotte à la base de la langue. Ces lames élastiques, au nombre de trois — ligaments glosso-épiglottiques median et latéraux — soulèvent la muqueuse en formant là trois replis : les plis glosso-épiglottiques, plis qui limitent entre eux deux fossettes oblongues dites fossettes glosso-épiglottiques.

La péri-amygdalite linguale phlegmoneuse se développe dans une de ces fossettes glosso-épiglottiques ou immédiatement en avant d'elles, dans la région qui avoisine le V lingual.

Sur une coupe, faite de la superficie vers les couches profondes de la muqueuse linguale, à ce niveau on rencontre : d'abord l'épithélium reposant sur une base membraneuse ; au-dessous de celle-ci s'étale le chorion de la muqueuse avec dans ce chorion :

---

(1) *Archives de Laryngologie*, 1892.

1° Des glandes en grappes; glandes muqueuses de la base de la langue.

2° Une infiltration lymphoïde très abondante qui porte le nom d'amygdale linguale; c'est l'inflammation de celle-ci qui constitue l'*amygdalite linguale.*

Sous le chorion s'étale une épaisse couche de tissu conjonctif lâche, s'étendant du chorion jusqu'au ligament hyo-épiglottique qui forme, pour ainsi dire, le plancher de la région. C'est l'inflammation de cette masse celluleuse qui constitue la péri-amygdalite linguale phlegmoneuse. On voit, par cette description, que l'abcès est toujours latéral et qu'il se cantonne dans une petite loge anatomique délimitée : *en dedans* par le ligament glosso-épiglottique médian, en dehors par le ligament glosso-épiglottique latéral, et en bas par la membrane hyo-épiglottique. En avant, le tissu conjonctif arrive presque au niveau du V lingual. En arrière, le tissu conjonctif se continue avec celui qui double la muqueuse du vestibule laryngé, ce qui nous explique la facilité de l'œdème du larynx et même les fusées purulentes vers le vestibule laryngé, dans le cas de péri-amygdalite linguale phlegmoneuse.

Le diagnostic de ce phlegmon a été facile, même sans miroir laryngoscopique. Néanmoins, nous n'avons pu le faire avant la formation d'une collection; peut-être qu'un examen laryngoscopique nous eût montré, dès le premier jour de la maladie, de la rougeur ou de la tuméfaction de l'amygdale linguale; mais, chez l'enfant, cet examen est toujours extrêmement pénible. Notons enfin que notre malade n'avait pas de l'engorgement ganglionnaire angulo-maxillaire; avec une dysphagie forte, telle que nous l'avons observée chez notre malade, avec l'absence de tuméfaction ganglionnaire, joint à un examen laryngoscopique précoce, on pourra, certainement, dans des cas similaires, faire un diagnostic plus précoce et éviter alors, par un traitement hâtif, les crises de dyspnée paroxystiques qui faillirent emporter notre malade.

PARIS. — IMP. G. MAURIN, RUE DE RENNES, 71.

www.ingramcontent.com/pod-product-compliance
Lightning Source LLC
LaVergne TN
LVHW012024170826
845678LV00004BA/1636

* 9 7 8 2 3 2 9 6 1 8 4 4 9 *